Dimagrire col sorriso

by

P.L. Pellegrino

http://bit.ly/miglioralatuavita

Copyright 2016

NOTE DELL'AUTORE: DISCLAIMER & COPYRIGHT

informazioni riportate siano accurate, corrette, precise o che non contravvengano alla legge. Inoltre, anche se l'informazione fosse da un punto di vista generale corretta, potrebbe non riferirsi ai sintomi manifestati da parte di chi legge. Ancora, persone diverse che presentino gli stessi sintomi molto spesso necessitano cure differenti, per via della complessità di alcuni casi clinici.

Le informazioni fornite sono di natura generale e a scopo puramente divulgativo, pertanto non possono sostituire in alcun caso il consiglio di un medico (ovvero un soggetto abilitato legalmente alla professione), o, nei casi specifici, di altri operatori sanitari (odontoiatri, infermieri, psicologi, farmacisti, veterinari, fisioterapisti, etc.).

Le nozioni e le eventuali informazioni riguardanti procedure mediche, posologie e/o descrizioni di farmaci o prodotti presenti nelle voci hanno fine unicamente illustrativo e non permettono di acquisire la manualità e l'esperienza indispensabili per il loro uso o la loro pratica. La Legge italiana obbliga colui che osservi persone in condizione di rischio di vita a prestare soccorso nei limiti delle proprie capacità; si tenga però presente che manovre errate o inappropriate possono causare lesioni gravi permanenti o il decesso, e che di questi esiti infausti risponde chi sia eventualmente intervenuto.

Dimagrire sorridendo:

una lettura che ti cambierà la vita!

Introduzione: perché è meglio essere felici che belli

Sicuramente con quest'affermazione ti ho destabilizzato ma fidati non è affatto così.

Che tu sia una donna o un uomo devi sapere che la bellezza e la felicità sono facce della stessa medaglia.

Una persona che non è felice non sarà mai bella ed una persona bella difficilmente sarà felice.

Ti sembra un ragionamento contorto?

Assolutamente no!

Ora, lettore, ti spiegherò il perché. Le diete che conosci e che hai provato fin ora posso probabilmente farti perdere i tuoi odiati chili di troppo ma dimmi la verità, non ti hanno fatto perdere la felicità che avevi un tempo?

Con i miei studi, le mie ricerche, sono arrivato a capire che l'unica strada verso il successo è cambiare le tue abitudini di vita.

Soltanto così potrai raggiungere il duplice risultato di essere felice e contemporaneamente perdere peso ed avere un fisico bello ed asciutto.

Scopri come grazie ai consigli che ti sto per dare e vedrai i risultati materializzarsi in pochissimo tempo!

Salute e felicità possono coesistere: una dieta ferrea e ore passate in palestra non funzionano

Quante volte avrai provato a dimagrire passando intere giornate in palestra e privandoti di ogni tipo di cibo?
Quante volte hai provato una dieta diversa avendo magari qualche misero risultato con uno sforzo incredibile?
Quante ore del tuo tempo hai buttato tra le mura di una palestra?

Tutte queste soluzioni non funzionano affatto; il tuo tempo è è prezioso e non va sprecato in soluzioni che non ti faranno avere i tuoi risultati sperati ma soprattutto ti faranno perdere la felicità e la gioia di affrontare le giornate con il sorriso sulle labbra.

Quello che voglio farti capire con questo e-book è che ogni risultato è possibile solo se avrai forza di volontà e cambierai il tuo stile di vita.
Ascolta i miei consigli e ti prometto che non te ne pentirai.

La mia esperienza acquisita nel campo è una garanzia per il raggiungimento del tuo benessere. *Non mi credi?* Allora continua a leggere quello che sto per dirti.

Dimagrire col sorriso camminando: i benefici del camminare

Come mai a tanti di voi non attira l'idea di camminare, non sono mai riuscito a capirlo!
Cosa non ti piace di una passeggiata all'aria aperta o di una brezza leggera che ti accarezza il viso in una giornata di primavera?
Camminare è gratis, è facile da fare, ed è un toccasana anche per le articolazioni.

Da quando l'uomo esiste sulla terra sa per certo che la sua salute dipende principalmente dall'attività fisica.
Il cammino è un istinto naturale per il nostro corpo e la nostra mente, proprio come tutti gli esseri animali siamo stati concepiti per muoverci sulle nostre gambe!

Camminare è un esercizio aerobico davvero importante per il nostro benessere fisico.
Con questa attività semplice e benefica che ti sto consigliando, avrai benefici a tutto il corpo abbassando anche il rischio di coaguli di sangue, poiché camminare

permette di riattivare la circolazione dalle gambe alla parte alta del corpo.

Ora però vorrei farti capire perché sia talmente importante seguire il mio consiglio senza spendere soldi in costosissime diete e soprattutto senza assumere alcun tipo di farmaco!

1. **Camminare migliora la circolazione.** Il cammino è un rimedio sicuro contro ogni problema di salute, scongiura le malattie cardiache, porta la frequenza dei battiti a livelli normali, abbassa la pressione sanguigna e rafforza il cuore. Studi effettuati presso l'Università del Colorado e l'Università del Tennessee hanno scoperto che le donne in menopausa che camminavano solo due chilometri al giorno hanno abbassato la pressione del sangue di quasi 11 punti in 24 settimane. Le donne che hanno camminato 30 minuti al giorno hanno ridotto il rischio di ictus del 20% e del 40% quando sono riuscite ad intensificare il ritmo.

2. **Camminare aiuta a rafforzare le ossa.** Dedicarsi ad un'ora di cammino aiuta ogni parte del corpo, i vantaggi vanno dall'eliminazione del grasso in eccesso al rafforzamento delle ossa! In uno studio fatto presso

l'ospedale di Boston, è stato appurato che le donne in menopausa che dedicano al cammino almeno 30 minuti della propria giornata hanno ridotto il loro rischio di fratture dell'anca del 40%.

3. **Camminare ti allunga la vita.** E' stato dimostrato che camminare aiuta anche ad allungare la vita! Soprattutto chi ha superato i cinquant'anni dovrebbe intensificare le ore di cammino; è stato scientificamente provato che dedicare almeno un'ora di cammino al giorno per le persone che hanno superato i cinquanta anni riduce del 40% il rischio di morte nei successivi 8 anni! Cosa aspetti!

4. **Camminare rende felici e migliora l'umore.** Questa pratica semplice che ti sto proponendo, è un toccasana anche per l'umore! E' cosa nota che chi riesce a svolgere con costanza quest'attività, ha grossi vantaggi anche sull'umore e sulla depressione. La California State University di Long Beach, ha studiato tutto ciò arrivando alla conclusione che camminare faccia bene al nostro sistema nervoso! Come mai? Camminare rilascia endorfine naturali nel nostro corpo. Uno dei principali motivi per fare del cammino la tua attività fisica principale!

5. Camminare fa perdere peso. Una passeggiata veloce di 30 minuti brucia 200 calorie. Se riuscirai ad avere costanza, il tuo esercizio fisico ti porterà a bruciare molto e a perdere peso.

6. Camminare rinforza i muscoli. Tonifica le gambe, muscoli addominali e anche i muscoli delle braccia se si cammina muovendole. Tutto questo movimento sposta la pressione e il peso dalle articolazioni ai muscoli, che hanno lo scopo di sostenere la massa contribuendo a diminuire il dolore articolare.

7. Camminare aiuta il riposo notturno. E' scientificamente provato che le donne, di età compresa fra 50 a 75 anni, che hanno l'abitudine di passeggiare di mattina, hanno più facilità ad addormentarsi e a vincere l'insonnia rispetto a chi non pratica questa bellissima attività.

8. Camminare aiuta le articolazioni. La maggior parte della cartilagine articolare non ha un apporto di sangue diretto. Con il tempo le articolazioni perdono il loro "lubrificante" naturale e iniziano a dare dolori e scricchiolii.

Camminare fornisce un apporto di ossigeno e sostanze nutritive nelle nostre articolazioni. Se non si cammina, le articolazioni sono private del fluido "lubrificante", che può accelerarne il deterioramento.

9. Camminare migliora il respiro. Una bella passeggiata aumenta la frequenza con cui respiriamo. Il numero crescente dei tuoi respiri, fanno viaggiare l'ossigeno più velocemente attraverso sangue, aiutando a eliminare i prodotti di scarto e migliorare il tuo livello di energia e la capacità di guarigione.

10. Camminare rallenta l'invecchiamento cerebrale. Uno studio effettuato su 6.000 donne di 65 anni d'età, eseguito da ricercatori dell'Università della California, ha scoperto che il deterioramento delle capacità mnemoniche è inferiore nelle donne che hanno passato più tempo a camminare. Le donne che camminano 3km al giorno hanno avuto un calo del 17% nella memoria, al contrario di un calo del 25% nelle donne che camminavano a meno di un chilometro a settimana.

11. Camminare riduce il rischio di contrarre l'Alzheimer. Uno studio condotto presso la University of Virginia Health

System ha confermato che gli uomini di età compresa tra 71 e 93 anni che hanno camminato quasi 1 chilometro al giorno hanno avuto la metà dell'incidenza della demenza e della malattia di Alzheimer a confronto di coloro che camminavano meno.

12. Camminare aiuta a vivere bene la vita. Con la mia esperienza personale fatta di cammino quotidiano, posso assicurarti che quest'ultimo beneficio e consiglio sia di sicuro il più importante di tutti: camminare ti aiuterà a mantenerti in forma e vivere una vita migliore! Il più grande beneficio è vivere una vita migliore.

13. Camminare aiuta anche a socializzare. Dedicarsi ad un'attività sportiva o anche alla semplice passeggiata, è un'operazione facile e priva di rischi. Per affrontare con ancora più successo e benefici la tua camminata quotidiana, potresti valutare di farlo in compagnia. Come scegliere i compagni ideali te lo spiegherò dopo ma sappi che passeggiare con persone stimolanti apporta ancora più benefici.

14. Camminare e fissare degli obbiettivi aiuta a credere in se stessi. Quando si ha un traguardo da raggiungere fissare degli obbiettivi più o meno distanziati l'uno dall'altro rende qualsiasi tipo di esperienza più interessante. Passeggiare pensando che quello che stiamo facendo ci aiuterà a perdere chili, a farci stare meglio e vivere in forma, aumenterà il successo di tutti i nostri sforzi.

15. Camminare sudando aiuta ad eliminare le tossine.
Un ulteriore beneficio che voglio segnalarti è la possibilità del sudore di farti eliminare tossine e aiutarti a perdere peso. Il sudore è uno strumento che viene utilizzato per regolare la temperatura corporea ma soprattutto se sei in sovrappeso, camminare a passo svelto in modo da riuscire leggermente a sudare, ti aiuterà a perdere i tuoi odiati chili di troppo.

Non ti bastano questi quindici punti per convincerti ad iniziare a camminare oggi stesso?

Allora leggi quello che ho ancora da dirti e sono convinto che alla fine cambierai modo di approcciarti e di vivere la vita!

Come scegliere un programma facile da seguire

Quando ti prefissi un obiettivo, sia esso lavorativo che sportivo, devi sempre puntare a scegliere un programma che sia quanto più vicino alla tua forma fisica.

Quindi se non hai mai fatto sport, non potrai partire come un fulmine!
Se tu facessi questo non otterresti assolutamente il risultato sperato!
Non perderesti chili, saresti affaticato e stanco e abbandoneresti la possibilità di tornare in forma come un tempo.

Perché non fare quello che ti sto proponendo?

Il mio obiettivo non è farti stancare, non ho alcuna intenzione di sfiancarti e di farti sentire distrutto dopo qualche minuto di cammino.

Camminare, come ti ho già spiegato, è l'attività più efficace per dimagrire; non ha limitazioni, controindicazioni ed è consigliata praticamente a tutti!

Ovviamente se pensi di dimagrire camminando per negozi sei totalmente fuori strada!

Per conseguire un risultato ottimale, dovrai dedicarti al 100% a quest'attività benefica. Costanza, determinazione ed un ottimo programma di allenamento, ti aiuteranno a raggiungere il tanto atteso risultato!
Come ti spiegherò anche in seguito, alcuni studi hanno dimostrato che non è necessario affannarsi per perdere peso.

L'andatura ottimale per bruciare grassi è quella da passeggio. Certo, camminare un po' più veloce non ti farà male.
Quando parlo di bruciare grassi non vorrei facessi confusione.

Per dimagrire, infatti, non bisogna consumare più calorie di quelle che normalmente immettiamo nel nostro corpo quando mangiamo, bensì le calorie che dovrai consumare sono quelle che si annidano nelle tue riserve di grasso.

Se vuoi dimagrire più velocemente, devi alternare una camminata veloce ad una un po' più lenta.

Camminare lentamente fa perdere peso ma camminare veloce aiuta a bruciare più calorie.

Un passo svelto, infatti, ti farà consumare più velocemente zuccheri e grassi andando ad aumentare le calorie consumate attivando una serie di ormoni che ti aiutano a bruciare i grassi!

Come ti ho detto prima, se è vero che camminare lentamente aiuta a perdere peso, non ti aiuterà a bruciare velocemente calorie; proprio per questo motivo la scelta ottima è di alternare una camminata lenta ad una veloce.

Nel programma che ti spiegherò, capirai di cosa sto parlando e ti spiegherò bene cosa fare e come approcciare a questa nuova attività.

Continua a leggere! Quello che ti sto per proporre ti farà dimagrire senza sforzi eccessivi e senza dover essere un atleta.

Come incrementare i minuti di camminata giornaliera senza fretta

Conosco già le tue perplessità e proprio per aiutarti a superarle ti voglio consigliare uno stratagemma per avvicinarti senza fatica e senza stress al mondo del cammino.

Quest'attività salutare, come ti ho già spiegato prima, è del tutto sicura, funziona al cento per cento ed è lo sport più pratico ed economico che tu possa scegliere. Ricorda però che per perdere peso non basta solo mettersi in marcia ma occorre essere dotati di volontà, ma soprattutto avvicinanarsi a quest'attività con felicità!

Dovrai essere convinto di riuscire nel tuo intento. Quei chili per te tanto difficili da perdere, dovranno sparire e farti tornare in forma come un tempo.

Non preoccuparti se non sai come fare, ti aiuterò io con i miei consigli e i miei accorgimenti già testati e realmente funzionanti!

Non mi credi?

Perché non provare?

Fidati di me sarai sorpreso del risultato che ti sto facendo raggiungere.

Sia che tu sia un uomo o una donna, se non sei abituato a camminare e soprattutto non sai come iniziare dovrai scrupolosamente attenerti alle mie direttive.
Quello che ti sto proponendo è un allenamento della durata di otto settimane semplice e facile da eseguire.

Ti confermo che questo è davvero l'unico modo giusto per iniziare a camminare.
Con questi consigli che ti darò potrai aumentare gradualmente la quantità di tempo che dedichi a camminare fino a raggiungere il tempo raccomandato di 150 minuti di attività fisica moderata a settimana e se sarai in grado anche superare questi minuti vorrà dire che sei sulla strada giusta!

Questo significa che dovrai camminare a ritmo sostenuto, come se fossi di fretta perché in ritardo per un importante appuntamento. Lo scopo di questa camminata veloce, è quello di far aumentare il ritmo dei tuoi respiri ma dovrai, in ogni caso, riuscire ancora a parlare con frasi complete!

Questo è molto importante non dovrai avere un fiatone talmente forte da non farti riuscire neppure a parlare!

Inoltre presta attenzione alla postura, punta in alto con la testa, le spalle e della schiena verso il basso, e i muscoli addominali stretti.

Questo programma di otto settimane inizierà ad occupare le tue giornate da soli 10 minuti al giorno fino a 30 minuti; ciò ti aiuterà a iniziare gradualmente e senza sforzi la tua strada verso il tuo peso forma ottimale! Ogni giorno partirai con una camminata lenta, poi moderata e di nuovo lenta per arrivare a fermarti senza raffreddarti.

Prima settimana: Dovrai dedicare al cammino sette giorni a settimana preferibilmente al mattino. Inizia con 3 minuti lenti, 5 minuti a ritmo moderato ed infine 2 minuti lenti per defaticamento e raffreddamento. Totale dei minuti giornalieri 10. Minuti settimanali 70.

Seconda settimana: Dovrai dedicare al cammino sette giorni a settimana preferibilmente al mattino. Inizia con 3 minuti lenti, 10 minuti a ritmo moderato ed infine 2 minuti lenti per defaticamento e raffreddamento. Totale dei minuti giornalieri 15. Minuti settimanali 105.

Terza settimana: Dovrai dedicare al cammino sei giorni a settimana preferibilmente al mattino. Inizia con 3 minuti lenti, 15 minuti a ritmo moderato ed infine 2 minuti lenti per defaticamento e raffreddamento. Totale dei minuti giornalieri 20. Minuti settimanali 120.

Quarta settimana: Dovrai dedicare al cammino sei giorni a settimana preferibilmente al mattino. Inizia con 5 minuti lenti, 5 minuti a ritmo moderato, 5 a ritmo sostenuto e 5 di nuovo a ritmo moderato. Infine 2 minuti lenti per defaticamento e raffreddamento. Totale dei minuti giornalieri

22. Minuti settimanali 132.

Quinta settimana: Dovrai dedicare al cammino sei giorni a settimana preferibilmente al mattino. Inizia con 3 minuti lenti, 5 minuti a ritmo moderato, 10 a ritmo sostenuto e 5 di nuovo a ritmo moderato. Infine 2 minuti lenti per defaticamento e raffreddamento. Totale dei minuti giornalieri 25. Minuti settimanali 150.

Sesta settimana: Dovrai dedicare al cammino sei giorni a settimana preferibilmente al mattino. Inizia con 5 minuti lenti, 12 a ritmo sostenuto e 3 a ritmo moderato. Infine 5 minuti lenti per defaticamento e raffreddamento. Totale dei minuti giornalieri 25. Minuti settimanali 150.

Settima settimana: Dovrai dedicare al cammino sei giorni a settimana preferibilmente al mattino. Inizia con 2,5 minuti lenti e 2,5 moderati, 15 a ritmo vivace (quindi più veloce del ritmo sostenuto) ed infine 5 minuti lenti per defaticamento e raffreddamento. Totale dei minuti giornalieri 25. Minuti settimanali 150.

Ottava settimana: Dovrai dedicare al cammino cinque giorni a settimana preferibilmente al mattino. Inizia con 2,5 minuti lenti e 2,5 moderati, 20 a ritmo vivace (quindi più veloce del ritmo sostenuto) ed infine 5 minuti lenti per defaticamento e raffreddamento. Totale dei minuti giornalieri 30. Minuti settimanali 180.

Visto? Niente di difficile. Un allenamento davvero alla portata di tutti.

Attieniti scrupolosamente al mio programma e vedrai che i risultati arriveranno velocemente e ti sentirai soddisfatto e più sicuro di te. Avrai raggiunto il tuo obbiettivo: perdere peso velocemente! Vorrei darti qualche ulteriore consiglio su come affrontare la tua attività fisica giornaliera. Una serie di consigli per farti vivere questo momento nel modo più felice e rilassato possibile.
Leggi quello che sto per dirti e fidati di me!

Come trasformare il camminare in un'abitudine gioiosa

Se non sai come rendere più semplice e divertente il tempo che dedicherai alla tua attività fisica, voglio darti dei consigli e degli strumenti per aiutarti ad affrontare meglio il programma che ti ho appena proposto. Alcune persone trovano una motivazione in più utilizzando un pedometro per monitorare i propri passi e la distanza.

Questi piccoli strumenti potranno aiutarti a rendere la tua passeggiata un po' più competitiva. Se disponi di uno smartphone, è possibile scaricare una applicazione che farà tutto il lavoro senza spendere nemmeno un centesimo.

Inizia monitorare i tuoi passi da quando ti alzi la mattina (quindi quando ti dedichi al programma settimanale) fino a quando vai a letto la sera. Prendere la media dei tuoi passi totali per due o tre giorni, con lo scopo di aumentarli piano piano, giorno dopo giorno.

Come?

Anche semplicemente facendo la strada più lunga per tornare a casa dopo il lavoro. Ogni settimana, continuando ad aumentare i tuoi passi vedrai che il risultato sarà veloce ed assicurato! Quando inizi la tua sessione di allenamento, non mettere su un muso lungo! Inizia con una faccia felice e divora la strada davanti a te!

Iniziare un percorso d'allenamento con il sorriso ti aiuterà a migliorare l'umore e riuscirà a velocizzare ed ottimizzare i benefici della vostra passeggiata! Se hai un cane, invece, hai ancora più probabilità di effettuare l'allenamento con costanza proprio grazie alla compagnia del tuo amico a quattro zampe che, anche se non mi credi, ti aiuterà a tenere un ritmo costante e duraturo.
I cani sono i miei migliori amici di allenamento io sono sempre contento di fare una passeggiata insieme a loro.

L'entusiasmo di un cucciolo è contagioso e ti spingerà a fare un chilometro in più senza sforzi e senza fartene accorgere!

Se queste strategie ancora non ti hanno convinto, te ne elencherò altre.

Strategia n.1: Cerca un amico, inizia a passeggiare con lui, o ancora meglio, invitalo ad unirsi al tuo allenamento. Dovrai scegliere una persona con una forma fisica simile alla tua e che abbia il tuo stesso grado di preparazione. Non potrai essere compagno di chi fa allenamento costante già da qualche anno o da qualche mese. Trova un partner di passeggio con cui chiacchierare di argomenti che per te possano essere stimolanti.

Perché ti starai chiedendo?

Semplice! Soprattutto durante le prime settimane di allenamento, in cui i ritmi sono meno serrati, parlare con qualcuno ti aiuterà a sentire meno il peso della fatica. Soprattutto troverai il percorso meno noioso se lo affronterai con qualcuno! Sarebbe utile che ti affiancasse una persona capace di spronarti, che sappia come motivarti e che abbi interesse ad aiutarti a perdere quei chili di troppo che ti porti dietro! Cosa aspetti allora, trova un amico e portalo ad allenarsi con te. Ora però leggi anche questi altri miei consigli!

Strategia n.2: Forse non lo sai ma la musica ti può aiutare a camminare molto più velocemente rendendoti lo forzo molto meno duro. Ovviamente tutto ciò può avvenire solo ascoltando i brani giusti per te. Ricorda però di non avere il volume delle cuffie troppo elevato in quanto può danneggiare il tuo udito ed essere rischioso soprattutto se cammini lungo strade trafficate. Quando si costeggiano strade il modo più sicuro di ascoltare musica è quello di non alzare troppo il volume delle cuffie; ricorda di avere un volume che ti permetta di sentire i rumori ambientali che ti circondano, prestando attenzione ad eventuali pericoli che ti sono intorno.

Ormai è noto a tutti che la musica aiuta durante l'attività fisica tant'è che l'ascolto di brani con lettori mp3 fu vietato durante la maratona di New York del 2007.

Ma sai qual è il ritmo giusto per fare in modo che la musica ti aiuti a concentrati a camminare meglio?

Grazie a quello che sto per dirti capirai che la tua strada verso un corpo più bello sarà tutta in discesa. Il tempo ideale di un brano musicale affinché sia utile al nostro scopo è da 137 fino a 139 battiti al minuto. Attività più veloci

vanno bene con battiti superiori. Più veloce e più "forte"
sarà la musica più avrete una guida da seguire
inconsciamente; tale fenomeno è chiamato trascinamento.
In ogni caso quello che ti consiglio è di seguire un ritmo
musicale che sia veloce come detto ma che rispecchi i tuoi
gusti musicali. Se sei amente del Pop non andare alla
ricerca di brani estremi per darti la carica. Scegli solamente
i brani più veloci del genere che preferisci.

Strategia n.3: Quello che sto per dirti è molto importante. Sai perché chi si allena su un tapis roulant non ottiene i risultati tanto sperati? Il motivo è nella monotonia del paesaggio. La strategia migliore per divertirsi oltre che per ottimizzare i risultati è quella di dedicarsi alla scoperta dei luoghi.

Un paesaggio mozzafiato, una campagna verde e rigogliosa ti aiuteranno ad affrontare al meglio la tua sessione di allenamento. Scopri un posto che non conosci ancora nella tua città; che sia un parto, una zona residenziale tranquilla o una stradina di campagna, non importa!

Quello che importa è che tu, con la tua curiosità, riesca a rendere ancora più stimolante quest'esperienza dando una spinta alla tua forza di volontà. Non aver paura di scoprire luoghi e cose nuove: lanciati alla scoperta del mondo!

Dimagrire col sorriso mangiando sano:

I benefici del mangiar sano

Cosa significa mangiare sano?
Con la mia esperienza posso dirti che non avrai alcun problema a cambiare abitudini alimentari e a fare del tuo corpo un tempio proprio partendo dall'alimentazione.

Come?

È davvero molto semplice e non ti costerà alcuna fatica e nessuna rinuncia alimentare particolare. Con questi consigli che ti sto per dare, caro lettore, capirai da solo come cambiare stile di vita proprio grazie ai miglioramenti che regalerai alla tua salute e la tua bellezza.

Mangiare sano inizia con l'apprendimento di nuovi modi di nutrirsi, con l'aggiunta di prodotti freschi come frutta, verdura, cereali integrali e riduzione di tutti quegli alimenti che hanno al loro interno grandi quantitativi di grassi, sale e zuccheri.

Il cambiamento verso uno stile alimentare più sano include anche l'utilizzo della tua forza di volontà nel ricercare equilibrio intestinale, mangiare con moderazione adoperandoti a cercare cibo diverso ogni giorno.

Ecco i *motivi* per cui ti sto spingendo a fare questo salto di qualità!

• **Ricerca l'equilibrio intestinale.** Nella tua dieta di tutti i giorni, dovrai mangiare almeno un alimento contenente gruppi di cereali, alimenti ricchi di proteine, frutta e verdura. Ascolta il tuo corpo. Mangia solo quando hai fame. Fermati quando ti senti soddisfatto ma non arrivare al punto di sentirti pieno.

• **Cerca cibi diversi.** Impara ad essere coraggioso. Scegli diversi alimenti in ogni gruppo alimentare. Ad esempio, non mangiare una mela ogni volta che sceglierai un frutto. Mangiare una quantità di alimenti vari ogni giorno ti aiuterà a ottenere tutti i nutrimenti necessari per il tuo organismo.

• **Cerca di moderarti.** Non cercare di mangiare troppo cibo di un solo tipo (anche riguardo frutta e verdura) e non commettere l'errore di eliminare completamente alcuni alimenti dalla tua dieta. Tutti gli alimenti, se consumati con moderazione, possono essere parte di una sana alimentazione.

Ma perché ti sto consigliando di prestare attenzione a tutto ciò che mangi?

Semplice! Mangiare sano ti aiuterà a ottenere il giusto equilibrio di vitamine, minerali e altri importanti nutrienti. Ti aiuterà a sentirti meglio e ad avere molta più energia da bruciare; inoltre aiuterà la tua mente ed il tuo corpo ad affrontare al meglio lo stress della vita quotidiana.

Mangiare sano è una delle migliori cose che puoi fare per prevenire e controllare molti problemi di salute.

Mangiare sano ti aiuterà a prevenire:

Malattie Cardiache
Pressione alta
Diabete di tipo 2
Il cancro

Ma ricorda, mangiare sano non è una dieta. Significa fare dei cambiamenti che ti permetteranno di gioire e vivere bene per il reso della tua vita!

Le diete sono temporanee. Sai perché? Perché quando si affronta una dieta si è sempre affamati, di pessimo umore ma soprattutto non adotterai uno stile di vita sano e duraturo.

Dopo aver smesso la dieta, potrai essere portato anche a mangiare troppo per compensare tutto ciò che secondo te ti sei perduto durante la dieta.

Scegliere un'alimentazione sana, equilibrata e con un'ampia varietà di alimenti è molto più soddisfacente. Se l'adotterai insieme ai consigli sportivi che ti ho consigliato prima, quindi con la tua attività fisica giornaliera, avrai maggiori probabilità di raggiungere il tuo peso forma e mantenerlo per il resto della tua vita. Una dieta non avrebbe certamente tali risultati.

Ti starai chiedendo come fare ad adottare l'abitudine di una sana alimentazione...

Continua a seguire i consigli che ti sto dando!

In primo luogo devi capire quali sono i motivi che ti spingono a voler migliorare la tua alimentazione.

Vuoi migliorare la tua salute? Vuoi sentirti meglio? Stai cercando di essere un esempio per i tuoi figli?
Quindi inizia a pensare ad alcuni piccoli cambiamenti che puoi iniziare a fare.

Non cercare di cambiare tutto in una volta.

Impostare un obiettivo facilmente raggiungibile, come mangiare un'insalata e un frutto ogni giorno.

Imponiti un obbiettivo a lungo termine, come quello di regalarti una cena vegetariana a settimana.

Avere il sostegno degli altri può essere di grande aiuto. Più supporto hai, più facile sarà per te apportare modifiche al tuo stile di vita. Chiedi in famiglia e ai tuoi amici di praticare un'alimentazione sana insieme a te. Ti aiuteranno a consigliarti pasti nuovi e li potrai invitare a pranzo o a cena da te per scambiare con loro consigli ed informazioni utili.

Cos'è il cibo spazzatura e come eliminarlo per sempre

Per convincerti a farti iniziare una nuova vita, soprattutto più salutare, vorrei continuare con il farti capire cosa sia il cibo spazzatura.

Il cibo spazzatura è tipicamente cibo ricco di grassi, calorie e zucchero, con molto poco o nessun contenuto nutrizionale.

La mancanza di proprietà nutrizionali in questo tipo di cibo è il motivo per cui si chiama "spazzatura". Il cibo spazzatura è anche conosciuto come il cibo che è possibile consumare nei fast food.

È veloce, comodo, e il più delle volte molto conveniente per le nostre finanze. È facilmente reperibile ovunque, da piccoli negozietti a supermercati di grandi catene di distribuzione. Nonostante tutto il rumore sul fatto che sia cibo malsano, questa spazzatura rimane il cibo più popolare, soprattutto tra i giovani.

Come mai?

Il cibo spazzatura regala una buona sensazione facendo pensare a chi lo sta mangiando di nutrirsi con un prodotto sano.

Ecco quello che rende il cibo spazzatura un alimento malsano:

♣ Il cibo spazzatura in piccole quantità racchiude un alto contenuto calorico
♣ Ha ben poco valore nutritivo
♣ Il cibo spazzatura è ad alto contenuto di sodio e zucchero
♣ Il cibo spazzatura è molto appetitoso ma sazia con difficoltà
♣ È pieno di conservanti ed oli vegetali di origine industriale

Qualsiasi bevanda o cibo che abbia un elevato contenuto di grassi e zuccheri va etichettato come cibo spazzatura.

Non mi credi?

Eccoti qualche altro esempio che spero ti aiuti a ragionare.

1. **Tantissime persone credono che i succhi di frutta siano una bevanda sana.** Lo devono essere per forza

perché provengono dalla frutta giusto? Assolutamente no! I
succhi di frutta che trovi nei banchi del tuo supermercato di
fiducia, al loro interno hanno tutto tranne che vero succo di
frutta. Alle volte non c'è neanche la presenza di un solo
frutto ma il sapore della frutta è dato soltanto da prodotto
chimici creati in laboratorio. Quello che credi sia succo di
frutta, quello che bevi ogni giorno e che magari fai bere ai
tuoi figli non è altro che acqua e zucchero al sapore di
frutta.

2. **La maggior parte dei prodotti a base di farina
integrale non sono in realtà fatti di grano intero.** I grani
sono stati polverizzati in una farina finissima, che ti fanno
innalzare subito il tasso di zuccheri nel sangue. Infatti
anche il pane integrale può avere indice glicemico simile al
normalissimo pane bianco. Quindi anche il pane integrale
potrebbe non essere la scelta giusta. Il grano che mangi
oggi non è affatto come il grano che veniva utilizzato dai
nostri nonni. Ecco il motivo.

3. Intorno all'anno 1960, gli scienziati hanno cambiato i
geni nel grano per aumentarne la produzione. Il grano
moderno è molto meno nutriente e ha alcune proprietà che
lo rendono un alimento da evitare soprattutto per le persone
che sono intolleranti al glutine. Ci sono anche studi che

dimostrano che il grano moderno può causare infiammazioni e aumento dei livelli di colesterolo. In sostanza tutto il grano che mangiamo giornalmente sarebbe meglio evitarlo.

4. Le modalità con cui alcuni cereali per la colazione sono commercializzati è una vergogna. Molti di loro, compresi quelli che vengono commercializzati per i bambini, hanno tutti i tipi di benefici utili per la salute scritti in bella mostra sulla scatola. Questo include cose fuorvianti come "grano intero" o "a basso contenuto di grassi". Ma quando in realtà si guarda la lista degli ingredienti, si vede che è quasi sempre una bugia: cereali raffinati, zucchero e sostanze chimiche artificiali. La verità è che se la confezione di un alimento dice che è sano, allora probabilmente non lo è.

Gli alimenti veramente sani sono quelli che non hanno bisogno di indicazioni sulla salute quindi tutti i cibi con un solo ingrediente.
Il vero cibo non ha nemmeno bisogno di una lista degli ingredienti, perché il cibo reale è lui stesso l'ingrediente!

Allora cos'è che ti spinge a mangiare cibo spazzatura?

Ci sono molte ragioni che rendono il cibo spazzatura attraente. Il cibo spazzatura è ricco di grassi, sale e zuccheri e sono proprio questi ingredienti a renderlo gustoso. Questo trio letale rende gradevole al palato e ti spinge quasi alla dipendenza. A parte questo, ci sono tre cose che aggiungono notevolmente fascino al cibo spazzatura: prezzo, convenienza, e reperibilità. Il cibo spazzatura è facilmente disponibile e a basso costo.

Allora come mai continui a mangiare questo schifo?
Sei davvero sicuro di voler continuare a vivere con questi prodotti chimici ed industriali all'interno del tuo corpo?

Se ti stai convincendo che la risposta sia "no", allora sei sulla buona strada.
Segui i miei ultimi consigli che, sono sicuro, ti aiuteranno a trovare la strada per una dieta sana, un fisico perfetto e una salute di ferro.

Riscoprire i sapori veri del cibo vero

Non importa quale sia la tua età, le tue scelte alimentari quotidiane possono fare una grande differenza sulla tua salute generale e per farti sentire e guardarti meglio allo specchio.

Mangiare con una dieta quotidiana sana ed equilibrata fornisce i nutrienti di cui tuo corpo ha bisogno per mantenere le ossa, organi e muscoli in forma ottimale.

Questi nutrienti sono grassi, carboidrati, proteine, vitamine e minerali. Mangiare sano aiuta a mantenere un peso forma ottimale, ad aumentare la tua salute del cuore, prevenire il diabete e migliorare le funzioni cognitive e cerebrali.

Mangiare cibi veri e non contaminati da sostanze chimiche ti aiuterà a gestire il tuo peso ottimale.

Secondo la Harvard School of Public Health, una dieta sana che è a basso contenuto di grassi saturi, composta da molta di frutta e verdura e una moderata quantità di grassi insaturi possono aiutare a mantenere un peso stabile. Inoltre, gli alimenti che hanno un effetto più delicato sulla glicemia, come l'avena, fagioli e chicchi di grano, possono essere utili per il controllo del peso. Iniziare a dedicarsi ad una dieta equilibrata piena di cibi ricchi di fibre, come noci, legumi, cereali integrali e frutta e verdura, contribuirà a garantire che il tuo cuore continui a lavorare in condizioni ottimali.

Un piccolo segreto?

Scegli frutta e verdura colorate, in quanto hanno il più alto contenuto di micronutrienti. Introduci come alimenti anche pesche, spinaci, frutti di bosco e le carote.

Se farai delle scelte alimentari sane, sarà possibile proteggerti anche dal diabete. Secondo la Harvard School of Public Health, una dieta ricca di grassi monoinsaturi e polinsaturi può contribuire a ridurre il rischio di sviluppare il diabete. Olio d'oliva, olio di avocado, olio di semi e noci. Anche i veri cibi integrali offrono una protezione contro il diabete.

La crusca e le fibre dei cereali integrali impediscono agli enzimi digestivi di convertire l'amido in glucosio, portando ad aumenti graduali di zucchero nel sangue e un indice glicemico più basso. Di conseguenza, stressano meno il tuo corpo e quindi possono aiutare a prevenire il diabete di tipo

Inoltre, i cereali integrali sono carichi di sostanze fitochimiche, vitamine e minerali che possono contribuire a ridurre il rischio di diabete. Insomma, se dopo tutto questo che ti ho detto e dopo tutti i motivi che ti ho dato per mangiare più sano ancora non ti ho convinto, leggi per favore quello che sto per dirti!

Come e perché avvicinarsi a veganismo e crudismo

Dopo tutto quello che ti ho appena detto starai pensato come mettere in pratica i consigli che ti ho appena elencato.

L'idea di nutrirsi con soli prodotti vegetali è sicuramente la scelta migliore e se vuoi dedicarti a questa nuova filosofia di via eccoti i motivi principali per cui diventare vegano.

Perdere peso ed iniziare a vivere una vita sana ed equilibrata è possibile. Non dovrai rinunciare al gusto ed alla buona tavola. Lo sai che esiste una Nutella per vegani che è più buona di quella industriale? Com'è possibile? Semplicemente perché è composta solo da ingredienti naturali e già presenti in natura.

Ti interessa capire questo nuovo stile di vita?

Seguimi e scopri come con questi validi motivi.

1. **Dimagrire è divertente ed eccitante: vuoi iniziare una nuova sfida con te stesso?** I vegani pesano in media fino a 20 chili in meno dei carnivori e a differenza di diete non salutari, che ti lasciano una sensazione di stanchezza (e di

solito non mantengono il peso per lungo tempo), diventare vegani è il modo sano per cacciare il grasso in eccesso fuori dal nostro corpo per sempre, lasciandoti comunque con tantissima energia.

2. **È il modo migliore per aiutare gli animali: lo sai che ogni vegano senza fare nulla salva la vita a più di cento animali all'anno?** Come? In maniera davvero molto semplice; non c'è modo più facile per aiutare gli animali e prevenire loro le sofferenze che scegliere i cibi vegani al posto di carne, uova e latticini.

3. **Un corpo più sano, e più felicità: una dieta vegana è un grandissimo aiuto per la tua salute!** Secondo l'Accademia di Nutrizione e Dietetica, i vegani hanno meno probabilità di sviluppare malattie cardiache, cancro, diabete e pressione altra rispetto ai carnivori. I vegani ottengono tutte le sostanze nutritive di cui hanno bisogno per essere sani, come proteine vegetali, fibre e sali minerali, senza tutti gli svantaggi della carne che ti "regala" malattie, colesterolo e un peso forma davvero pessimo.

4. **Il cibo vegano è delizioso: sei preoccupato che lasciando la tua dieta attuale dovrai rinunciare ai sapori dei dolci, hamburger ecc, non preoccuparti, non dovrai**

farlo. Poiché nel mondo ci sono sempre più persone che si stanno nutrendo con il cibo vegano, le aziende stanno producendo sempre più prodotti deliziosi simili alla carne e ai prodotti caseari; il gusto sarà simile, ma saranno molto più sani e non faranno male alla salute. Inoltre, sono disponibili migliaia di prodotti squisiti e siti di ricette dove potrai iniziare a prendere confidenza con questo nuovo tipo di cucina.

5. **La carne è sporca: la carne è spesso contaminata con le feci, sangue e altri fluidi corporei.** Questo fa dei prodotti di origine animale la fonte superiore di intossicazione alimentare negli Stati Uniti. Gli scienziati del Johns Hopkins Bloomberg School of Public Health hanno testato la carne di pollo nei supermercati ed hanno constatato che il 96 per cento di pollo analizzato era stato contaminato dal Campylobacter, un batterio pericoloso che provoca 2,4 milioni di casi di intossicazione alimentare ogni anno, con conseguente diarrea, crampi, dolori addominali, e febbre.

6. Aiuterai a nutrire il mondo: Mangiare carne non solo fa male a te stesso e agli animali. Fa male al mondo. Ci vogliono tonnellate di raccolti e acqua per far crescere animali da allevamento. In realtà, ci vogliono fino a 13 chili

di grano per produrre solo 1 chilo di carne animale! Tutto quel cibo vegetale potrebbe essere usato molto più efficacemente se fosse destinato direttamente alla gente. Se ci fossero al mondo più vegani, ci sarebbe più cibo anche per le persone.

7. **Salverai il pianeta: la carne non è verde!** Il consumo di carne è in realtà una delle peggiori cose che si possono fare per la Terra. È la prima fonte e causa di enormi quantità di inquinamento e l'industria della carne è la responsabile dei numerosi cambiamenti climatici. L'adozione di una dieta vegana risulta essere più efficace di passare a una macchina ecologica nella lotta contro il cambiamento climatico.

8. **Molti personaggi famosi ormai sono diventati vegani: l'elenco delle stelle che evitano la carne animale è sempre più in crescita.** Segno che i Vip stanno adottando questo stile di vita perché utile anche al mantenimento di un peso forma ideale.

Avrai sicuramente capito che una delle possibili soluzioni alla perdita di peso è la possibilità di intraprendere una dieta vegana.

Che tu sia animalista o meno, i benefici che ti ho appena indicato saranno sicuramente efficaci nella tua lotta ai chili di troppo e al raggiungimento dei uno stile di vita sano e longevo.

Un altro stile di vita che sta riscuotendo un grande successo è il crudismo.

Una variante del veganismo.

Una dieta alimentare cruda e una dieta vegana sono due modi di mangiare sano e sentirsi meglio.
Ma sono la stessa cosa?
 Ci sono alcune differenze e alcune analogie con entrambe le diete, in ogni caso entrambe sono due valide opzioni per diventare una persona sana. Tecnicamente, la dieta di cibi crudi è una forma di veganismo. Entrambi gli stili di vita hanno come presupposto l'evitare di cibi di origine animale. Carne, uova, formaggio sono alimenti comuni che sia un vegano che un crudista non mangerebbero.
Tuttavia, ci sono alcune differenze tra i due stili di vita.

In una dieta di cibi crudi, potrai scegliere di mangiare cibi crudi così come si trovano in natura: in genere frutta, verdura, germogli e noci. Gli alimenti sono mangiati crudi per preservare le loro massime proprietà nutrizionali inalterate.

Una dieta vegana, invece, può essere cotta o meno. Ci sono molti alimenti, come pasta, che un vegano ritiene di poter mangiare al contrario di un crudista. I crudisti, infatti, ritengono che la cottura dei cibi uccida non solo le parti più sane, ma renda anche più difficile per il corpo digerirli correttamente.

Ecco alcuni motivi che potrebbero convincerti a prendere in considerazione una dieta crudista:

1. **È possibile ridurre significativamente il rischio di cancro, inserendo nella tua dieta quotidiana più cibi crudi.** Gli alimenti crudi sono più ricchi di vitamine, minerali e antiossidanti ed hanno meno tossine rispetto ai cibi cotti. La cottura degli alimenti può produrre sostanze cancerogene che possono portare a diversi tipi di cancro e molte altre malattie.

2. **Gli alimenti crudi sono una fonte eccellente di diversi enzimi che favoriscono una migliore digestione, livelli sani di colesterolo e prevenire la stitichezza.** Inoltre, mangiare cibi crudi regolarmente aiuta ad accelerare il

metabolismo, quindi aiuta a perdere peso. Gli enzimi sono utili anche a ridurre i processi infiammatori del tuo corpo.

3. Se il tuo desiderio è il dolce e non ti riesce facile frenare la tua voglia di zuccheri, mangiare cibi crudi ti aiuterà a risolvere questo problema. I frutti sono una fonte naturale di zuccheri e molti altri nutrienti che danno energia al tuo corpo. Quando hai fame mangia semi, noci e frutta cruda sono spuntini perfettamente sani. Ci sono alcuni ortaggi che possono aiutarti a combattere le tue voglie di zuccheri, come peperoni, pomodori e carote. Sono potenti antiossidanti, ricchi vitamine e minerali e basso contenuto di calorie. A cottura ultimata, frutta e verdura sono a basso contenuto di sostanze nutritive, così potresti pensare di mangiare sano quando in realtà molte proprietà nutritive sono andate perse.

4. Frutta e verdura sono naturalmente a basso contenuto di grassi, zuccheri e calorie! Pensa che alcuni frutti non ne contengono affatto. Se sei spaventato dall'apporto calorico, vuoi rimanere in buona salute, prevenire carenze nutrizionali, o hai bisogno di un apporto energetico immediato, puoi sgranocchiare un pezzo di frutta o goderti una bella insalata fresca. Quando si tratta di noci e semi, assicurati di mangiarne con moderazione.

5. Chi ha detto che i cibi crudi non sono gustosi? Frutta a guscio, banane, kiwi, arance, mele, ciliegie, fragole, lamponi, mirtilli, carote, mango, ananas, avocado, peperoni e molti altri frutti e ortaggi sono incredibilmente deliziosi e non c'è bisogno di aggiungere sale e zucchero per migliorare il loro gusto. Si può mangiare un nuovo tipo di insalata, frullato, succo e dessert ogni giorno senza spendere tutti i tuoi soldi in cibo che ti farebbe stare male ed ingrassare.

6. Gli alimenti crudi sono di solito costosi soprattutto durante la stagione invernale, ma sono molto più economici durante l'estate e l'autunno. Spendere meno soldi sui prodotti alimentari significa risparmiare qualche soldo per le cose più importanti che desideri acquistare. Frutta, verdura, semi e noci sono più economici rispetto ad altri alimenti trasformati: carne, prodotti complessi insaccati e latticini.

7. Gli alimenti crudi sono molto versatili e non c'è bisogno di passare ore in cucina per fare qualcosa di delizioso e innovativo. Puoi creare delle insalate fresche, succhi di frutta, frullati o mangiare la frutta e la tua verdura preferita come parte essenziale del vostro pasto o dello spuntino. Con un'ampia varietà di frutta e verdura, non sarai mai annoiato a mangiare cibi crudi. Mangiare crudo è sempre utile e conveniente. Potresti scegliere una dieta semi-cruda e vedrai che la tua salute e il tuo portafogli ti ringrazieranno a lungo. Gli alimenti crudi contengono quasi tutte le sostanze nutritive di cui il tuo corpo ha bisogno e sono ad alto contenuto di acqua elemento indispensabile per restare in buona salute e fare il pieno di energia. Hai ancora dubi sui benefici di una dieta sana ed equilibrata? Ecco come puoi trasformare il mangiare sano in un'attività divertente.

Come trasformare il mangiar sano in un'abitudine gioiosa

Per aiutarti a trasformare la tua vita voglio consigliarti qualche trucchetto semplice e veloce per rendere il tuo passaggio da uno stile di vita sbagliato ad uno sano che finalmente potrà aiutarti ad eliminare i tuoi odiati chili di troppo. Con tutti i consigli che ti ho dato e con questi altri piccoli suggerimenti che ti sto per dare, potrai farti vanto del tuo peso forma molto presto.

Strategia n.1: I tuoi migliori alleati, oltre ad uno stile di vita sano ed equilibrato, sono di sicuro le persone che ti circondano e che ti vogliono bene. Per aiutarti a realizzare il tuo sogno, coinvolgi i tuoi amici ma soprattutto il tuo partner a darti una mano ad iniziare questo percorso. Se il tuo partner non ha intenzione di seguire questo nuovo stile di vita, potresti proporre di condividere la nuova scelta con te almeno due giorni a settimana.

Strategia n.2: Un'altra idea che ti voglio consigliare è quella di rendere divertente e gioioso ogni momento dedicato al cibo della tua giornata. Oltre a farti aiutare dai tuoi amici e dal tuo partner in questa avventura che ti cambierà la vita, potrai divertiti a giocare sostituendo ogni giorno un cibo spazzatura con un alimento sano; ad esempio potresti sostituire il tuo spuntino ricco di grassi che ti dedicavi il pomeriggio con un più salutare frutto o ortaggio.

Strategia n.3: Uno aiuto molto valido che ti può essere di grosso sostengo nel cambiamento del tuo stile di vita, è quello che stesso tu potrai attuare facendo una spesa più sana e genuina. Inizia a cambiare i prodotti con cui riempi quotidianamente il frigorifero; dai spazio a frutta, verdura ed ortaggi senza trascurare buone dosi di acqua. L'acqua aiuta a purificare il tuo organismo aiutandoti a perdere i chili di troppo che tanto ti stanno affliggendo. Cerca di mangiare sempre più spesso a casa; questo te lo consiglio sia perché i prodotti che utilizzerai saranno sicuramente più genuini ma anche perché uscendo a mangiare fuori potresti cadere nella tentazione di mangiare del cibo spazzatura. Ascolta i miei consigli e vedrai che non ti pentirai di avermi dato fiducia!

Non complicarti la vita: scegli la via più semplice e cambia la tua vita adesso!

Dopo tutto quello che ti ho detto, avrai sicuramente capito che questa che ti sto proponendo è la soluzione ad ogni tuo tipo di problema.

Perché dovresti perdere tempo a complicarti la vita se puoi cambiarla ora e senza nessunissimo sforzo?

Voglio aiutarti ad affrontare il tuo cambiamento e proprio per questo motivo dovrai attenerti alle regole e ai consigli che ti ho dato.

Per la prima volta ti sto offrendo la strada più semplice per raggiungere il tuo obbiettivo; la dieta, la palestra e tutte le altre soluzioni sono strade in salita che ti faranno perdere tempo e non ti faranno vivere a tuo agio ed in armonia con il tuo corpo.

Voglio che tu stia bene e che ti senta orgogliosamente felice di aver fatto un così grande regalo al tuo fisico e al tuo organismo.

Conclusione motivazionale: prendi un calendario cartaceo e scrivi gli obbiettivi giorno per giorno per i prossimi tre mesi!

Voglio lasciarti con un altro consiglio utile che ti permetterà di essere armonia con la tua nuova vita.
Per aiutarti a cambiare il tuo stile di vita ti consiglio di prendere un calendario e di scriverci i tuoi obbiettivi da raggiungere giorno per giorno da ora per tre mesi.
Puoi iniziare a scrivere di raggiungere i risultati che ti ho indicato nei tuoi miglioramenti giornalieri nella tua attività fisica. Inserisci sul calendario i minuti da aggiungere ogni settimana e verifica di raggiungere i passaggi che ti ho indicato!

Gioca con la fantasia e l'immaginazione: segna su ogni giorno del calendario di mangiare un frutto nuovo e di provare una nuova ricetta a base di legumi, ortaggi e verdure.
Vedrai che con questa spinta motivazionale riuscirai a raggiungere il tuo obbiettivo con estrema semplicità.
Sarò contento di averti dato gli strumenti necessari al raggiungimento di una vita sana ed equilibrata ed essere

stato l'artefice della bellezza ritrovata del tuo corpo; il tuo corpo è un tempio ricordalo sempre non sottovalutarlo e prenditene sempre cura!

Sarò felice di aver contribuito a farti cambiare stile di vita, ma ricorda che la vera risorsa sei tu.

La tua forza di volontà ti permetterà di raggiungere il tuo scopo; amati e vedrai che ogni cosa nella tua vita risulterà facilmente raggiungibile! Non perdere tempo con latri metodi che non hanno fondamento scientifico e non faranno altro che renderti triste ed insoddisfatto di te stesso. **Apprezza una nuova vita ed apprezzerai te stesso!**

E adesso passa all'azione! :-)

ME LO FAI UN FAVORE? ^__^

Questo EBOOK ti è piaciuto? Lasciami una recensione: https://www.amazon.it/review/create-review#

Vuoi leggere altri libri come questo GRATIS?

Iscriviti alla mia newsletter: bit.ly/miglioralatuavita

Saprai per primo se ci sono **promozioni** (spesso gratuite!) dei miei libri bestseller e nuove uscite!

Grazie e...a rileggermi! :-)

PL Pellegrino

bit.ly/KindlePellegrino